48

Lb. 1519.

DU
DROIT
DE
PÉTITION,

TEL QU'IL EST ÉTABLI PAR LA CHARTE.

❦

Oui, sans contredit, il est des temps où il convient de se
taire ; mais il est aussi des temps où il faut parler.

(GOERRES ; *l'Allemagne et la révolution.*)

Par M. GUSTAVE LEBLASTIER, Avocat.

AVANT PROPOS.

Je crois devoir prévenir le lecteur que si j'ai pris, dans cet ouvrage, la ville de Saint-Lo, pour terme de comparaison, ce n'a été que pour la manière dont les pétitions y ont été faites et signées. Je n'ai, pour tout le reste, raisonné qu'en thèse générale, sans vouloir faire aucune application personnelle. Je désavoue donc à l'avance comme indignes de moi toutes les allusions que la méchanceté voudrait faire, les mettant sur le compte de ceux qui se les permettraient. Ceci une fois dit, je me crois dispensé de faire plus longue apologie d'une brochure, qui, dans les circonstances actuelles, m'a semblé pouvoir être de quelqu'utilité. J'ai travaillé vite, trop vite peut-être ; mais les prétentions de l'écrivain doivent toujours se taire devant les devoirs du Citoyen.

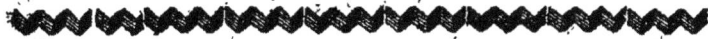

DU
DROIT
DE
PÉTITION,
TEL QU'IL EST ÉTABLI PAR LA CHARTE.

Oui , sans contredit , il est des tems où il convient de se taire ; mais il est aussi des temps où il faut parler.

(GOERRES ; *l'Allemagne et la révolution.*)

LES hommes monarchiques vont promptement ; ils ne marchent point , ils se précipitent. A peine ont-ils mis en doute un seul article de la Charte, que ces messieurs contestent le droit le plus sacré , le droit dont use encore la victime sous la hache de son bourreau, le droit de la plainte.

Ce n'est pas qu'il s'agisse pour eux de comprimer une opposition qui ne serait interressante que par sa faiblesse , non , vingt mille factieux ont resolu d'imposer silence à vingt cinq millions de Français.

Au nom de qui , pourtant , se présentent-ils ? Au nom de la Nation ? Elle ne les connaît que par ses souffrances. Au nom du Roi ? Le Roi a fait la Charte, il l'a faite et il a juré de la maintenir et tous les fonctionnaires ont juré de lui être fidèles et la Nation , sur cette double assurance , espérait enfin le repos.

Mais quel indice (me diront certains hypo-crites que d'ici je crois voir), quel indice avez-vous pour penser qu'on songe à priver le peuple du droit de pétition ? Je répondrai d'abord qu'il est du devoir d'un bon citoyen de conjurer l'orage qui menace la patrie , et que je croirais rendre un vrai service au Mi-nistère même , en l'éclairant sur les dangers d'une proposition funeste ; en le dispensant de l'humiliante nécessité de dire un jour : « il est « trop tard , nous nous sommes avancés , nous « ne pouvons plus revenir. » Mais il s'agit de preuves et non d'indices. Or , j'ai pour preuves et les vociférations des journaux ultra , et le mépris des Ministres pour l'opinion publique très-clairement exprimé à la tribune nation-nale , (1) et l'inconvenance avec laquelle le côté droit et une partie du centre de la Chambre

(1) Voyez les discours de MM. Decaze et Pasquier à la séance du 24 décembre. Il est bien possible , au reste , que ce mépris des Ministres pour l'opinion publique ne soit qu'un mépris de représailles.

ont repoussé l'expression du vœu général.

Faut-il s'en étonner ? La France ne se croit vraiment représentée que depuis qu'une loi lui a permis d'émettre des votes libres ; elle n'a dû confier ses craintes et ses espérances qu'à ceux qui furent élus librement ; et les départemens dont les Députés sont ou les amis de l'oligarchie ou les adorateurs du pouvoir n'ont cru trouver de dignes interprètes que dans les défenseurs zélés du trône constitutionnel. Il s'en est suivi qu'un seul côté de la Chambre s'est vu chargé des réclamations de la France entière, et le dépit des autres députés joint à la crainte de n'être point réélus leur a fait rejeter comme séditieuses des pétitions qui demandaient le maintien d'une loi dont ils n'avaient rien à espérer.

Tout en affectant de mépriser l'opinion publique, quel hommage pourtant le Ministère lui a rendu ! Quoi ! ni la loi qu'il a faite lui-même, et qu'il a si souvent et si bien défendue, ni le vote des juges de paix, des percepteurs, des maires et des adjoints, qui presque tous sont électeurs, et qui tous lui sont dévoués, ni le vote soumis et obligé des fonctionnaires supérieurs, ni l'exhorbitante autorité des Préfets, ni l'étonnante activité des cabaleurs, ni les ressources puissantes de la calomnie, ni l'effrayante célérité des Télégraphes ne lui ont paru d'un poids suffisant contre *une faction* ! Mais c'est que cette faction c'est l'opinion publique. elle même ; et lorsque menacée, dans ses institutions les plus chères , elle vient les réclamer par un moyen légal , on la traite de rebelle , on rejète ses réclamations et l'on songe à lui interdire jusqu'au droit de la plainte. Dans les pétitions comme aux élections. l'opinion de la France se manifeste , partout le Ministère la repousse. Partout la France exprime ses vœux pour la conservation de ce qui est, mais le Ministère traite la France de révolutionnaire ; malgré la France , le Ministère veut faire des changemens qui, dit-il , conviennent à la France.

Quelqu'indignation qu'inspire une semblable audace , examinons avec calme et bonne foi ce que c'est que le droit de pétition établi par la Charte.

La Charte porte (article 53 ,) « Toute péti-
» tion à l'une ou à l'autre des Chambres ne
» peut être faite et présentée que par écrit. La
» loi interdit d'en apporter en personne et à la
» barre. » Il est impossible , en moins de mots,
d'établir un droit et d'en poser les limites. Le cœur du Roi lui a dit que sans le droit de pétion , il n'y a point de gouvernement constitu-

tionnel , mais son expérience lui a appris qu'il était dangereux de permettre aux pétition-naires de se présenter *en personne et à la barre.* Et pourquoi ? C'est que s'il est nécessaire que le peuple puisse faire entendre ses réclamations aux deux Chambres , il ne l'est pas moins que les Chambres puissent examiner ses réclama-tions avec calme et liberté. Il était essentiel de les mettre à l'abri de toute influence étrangère. Le législateur s'est souvenu qu'une multitude séduite ou égarée s'est quelque fois portée à de coupables excès , que la majesté de la représen-tation nationnale n'a pas toujours été respectée , que plus d'une fois elle a délibéré au milieu des clameurs et même sous les poignards ; il s'en est souvenu et c'est ce qu'il a voulu empêcher. Il a donc établi le droit de pétition , sous la dé-fense *d'en apporter en personne et à la barre.*

Mais de ce que le droit de pétition est ad-mis , s'en suit-il que l'on puisse présenter des pétitions signées de plusieurs individus , et dans lesquelles ont s'occupe d'objets relatifs au gou-vernement ? C'est ce qu'il faut examiner.

Relisons la Charte.

« Toute pétition à l'une ou à l'autre des » Chambres ne peut être faite et présentée que » par écrit. » Voilà le droit ! La loi interdit d'en » apporter en personne et à la barre. » Voila

la limite, la seule limite du droit ! Prétendre
lui en donner d'autres, c'est ouvertement violer
la Charte. Qu'on y prenne garde, la Charte
est l'ouvrage du Roi ; il l'a faite sans le con-
cours d'aucune autre autorité ; il nous l'a *octroyée*, le peuple l'a reçue comme son bien-
fait sous la promesse solemnelle du Roi *de lui
être fidèle et de la maintenir.* (2) Or, je le demande, si dans un contrat, comme il en existe
quelques uns, une personne tenant seule la
plume, faisant seule la loi, stipulait un avantage en faveur d'un autre individu, pense-t-on
qu'après avoir remis l'acte entre les mains de
ce dernier, elle fût bien fondée à vouloir en
changer ensuite quelque disposition, sous prétexte que cette disposition la gêne ? Ne pourrait-on pas lui répondre avec avantage : « Vous
» avez fait mon bien-être, il est vrai, mais
» l'acte par lequel vous l'avez fait ne vous ap-
» partient plus, et vous n'avez pas le droit de
» toucher à une clause sans laquelle ou par le
» changement de laquelle l'avantage que vous
» m'avez bien voulu faire se reduirait peut-être
» à rien, peut-être même me serait préjudi-
» ciable. Je suis reconnaissant de votre géné-
» rosité, mais j'y tiens ; si vous m'enleviez le
» bien que vous m'avez fait, si même, après

---

(2) Paroles du préambule de la Charte.

» m'en avoir fait sentir la douceur vous en di-
» minuiez quelque chose, quel droit préten-
» driez-vous avoir à ma reconnaissance, à mon
amour ? »

Eh bien ! si parmi les simples particuliers,
il n'existe pas un homme d'honneur qui pût
résister à ce langage, quel effet pense-t-on qu'il
dût produire sur le cœur du Roi de France.
Le Roi de France n'est-il pas, comme le fut
son malheureux frère, *le plus honnête-homme*
de son royaume? Quel est l'article de la Charte
si favorable qu'il puisse paraître à une pré-
tendue démocratie, que le Roi consentît à
changer, au risque de manquer à sa parole,
au prix de la reconnaissance et de l'amour de
ses sujets ? Ici d'ailleurs, le droit est rigou-
reux, le pouvoir seul a fait la charte, elle fut
faite au bénéfice du peuple. Le pouvoir a dû
songer à faire sa part, et l'on sait qu'elle est
suffisante, mais quand elle serait aussi faible
qu'elle est forte, du moment où cet acte a
été remis entre les mains du peuple, il n'appartient plus au pouvoir d'y apporter aucun
changement. Remarquez, d'ailleurs, qu'entre
simples particuliers il existerait des juges pour
prononcer sur ce grand débat ; mais quel juge
serait compétent entre le Monarque et la Nation ? si le pouvoir a fait la loi, s'il l'a faite

2.

seul, il doit réligieusement la respecter, autant par générosité que par devoir. Or, ici l'expression de la Charte est claire, le Roi n'a mis pour borne au droit de pétition que la défense d'en présenter *en personne et à la barre*, on ne peut donc y en supposer d'autres, on ne peut donc admettre de distinction là où la loi n'en admet pas.

Je prévois une objection,

Le Gouvernement me dira-t-on, n'entend point toucher seul à aucun article de la Charte, la chambre des Pairs, la chambre des Députés sont là, et l'on veut bien conférer avec elles pour opérer les changemens que peut nécessiter l'intérêt général. Ceci pourrait sembler spécieux, mais aussi ce n'est que spécieux.

N'oublions pas que la Charte est l'ouvrage du Monarque, *seul*, que c'est un acte qu'il a fait *volontairement et par le libre exercice de son autorité royale* (3); qu'il l'a *octroyée* à la Nation, sans la consulter en aucune manière. Le Roi en accordant au peuple une part dans le *pouvoir législatif*, lui a donc entièrement nié le *pouvoir constituant*. Or, il est de principe certain qu'un mandant ne peut donner à son mandataire plus de pouvoir qu'il n'en a lui-même. Ceci posé n'est-il pas vrai que le

_____

(3) Paroles du préambule de la Charte.

peuple , étant de fait , dépouillé du pouvoir constituant, n'a pû revêtir ses Députés , qui ne sont que ses mandataires , d'un pouvoir qu'il n'a pas ? Si les Députés , aidaient seulement à reviser la Charte qui est notre constitution, ce serait évidemment s'ériger en *corps constituant* ; ce serait manquer de respect au Roi qui s'est réservé pour lui seul ce droit dont il n'a pu faire usage qu'une fois , ce serait aussi outrager la Nation en s'arrogeant un pouvoir qu'elle n'a pas elle même.

La Charte est donc un acte immortel par sa nature ; aucun homme dans le monde n'a le droit d'y porter la main. Ni le Roi parce qu'il l'a donnée, qu'elle n'est plus la sienne et qu'il ne s'est reservé pour lui et pour les siens que le devoir sacré *de lui être fidèle et de la maintenir* ; ni le peuple , parce qu'elle fut faite sans sa participation et qu'il n'a point le pouvoir constituant. Heureux privilége de cette charte ! Elle ne peut périr. Si elle offre des avantages , félicitons en nos neveux ; si elle a des inconvéniens , ils devront les subir. On n'y saurait toucher sans qu'elle ait cessé d'être.

Mais, en supposant que le peuple n'eût pas été privé du pouvoir constituant, par la manière dont la charte lui a été donnée , en supposant qu'il pût investir ses députés de cet important pouvoir, n'est-ce pas encore un principe que le mandataire ne peut excéder les bornes de son mandat ? Or, et tout le monde s'en souvient assez, à l'époque des dernières élections ; tranquille pour le présent, pleine d'espérances pour l'avenir, la France croyait n'avoir à choisir pour députés que des hommes appelés à concourir à l'établissement des lois qui lui étaient promises ; lois qui, loin de restreindre la Charte ou de l'altérer, devaient la développer et en faire sortir toutes les conséquences. Il n'entrait dans l'esprit de personne qu'on osât jamais porter atteinte à la charte ou à la loi des élections. C'est depuis les dernières élections que le ministère s'apercevant qu'il lui serait difficile d'obtenir désormais des députés qui lui fussent tous vendus, des Députés qui, avant même d'arriver à Paris, fussent bien déterminés à ne penser que comme lui, à ne voter qu'avec lui, c'est depuis cette époque, dis-je, que, par un excès d'impudence, jusqu'alors inouï dans les fastes ministériels, il n'a pas craint de proposer aux nouveaux députés de déchirer la loi qui les avait élus et d'apporter des changemens à la Charte. Si la Nation eût pû prévoir que telle serait la tâche de ses mandataires, ne leur eût-elle pas donné des recommandations

spéciales , des pouvoirs spéciaux ? Les choix
mêmes n'eussent - ils pas été différens ? Car
tous les hommes ne sont point propres aux
mêmes œuvres ; le ministère seul offre cet
assemblage étonnant de talens divers qui rend
les mêmes hommes capables de remplir toutes
les fonctions , et toujours à la satisfaction générale , comme chacun sait. Il est donc clair
que les députés actuels n'auraient point reçu
de mandat pour toucher à la Charte , quand
même la Nation aurait eu le pouvoir de leur
confier ce mandat.

Au reste , ceci n'est dit que pour démontrer de plus en plus la déraison de ceux qui
prétendent le contraire, c'est pour les vaincre
dans toutes les hypotèses , car je soutiens qu'il
faut s'en tenir au principe ci-dessus posé que
le peuple , dépouillé par la Charte du pouvoir constituant , n'a pû transmettre ce pouvoir à ses mandataires.

A l'appui de ces garanties toutes puissantes
qui entourent la Charte comme des remparts
et la rendent inattaquable , il est une garantie
morale une garantie réligieuse que mon respect pour le Roi me défend de soupçonner.
Le Roi a juré *d'être fidèle à la Charte et de
la maintenir.* Il l'a juré ainsi que tous les
princes de sa famille!!!! D'ici, j'entends les

apôtres du parjure invoquer *le droit divin*, et me dire que le Roi tenant son sceptre de Dieu seul, n'a fait de serments qu'à Dieu et n'en doit compte qu'à Dieu seul. Misérables ! savez-vous jusqu'à quel point vous outragez la Majesté divine et la Majesté royale ? A vous entendre Dieu ne serait donc fait que pour les Rois. Ainsi un Roi pervers (tel que le ciel peut en produire un jour dans sa colère), un Roi pervers irait prendre à témoin des parjures qu'il méditerait *celui qui pèse dans la même balance les rois et les nations*! (4) Quoi! le Roi des Francs adjurerait le Dieu de vérité à l'appui de ses promesses, il les violerait, et les foudres du Dieu de vérité resteraient sans emploi! Ah! que dans d'autres pays des jésuites ou des courtisans aient découvert de semblables moyens pour rassurer des consciences trop justement inquiètes, nous n'en sommes point surpris ; tel serait parmi nous, si le Roi le permettait, le langage des courtisans et des jésuites ; mais ce langage ne nous convient pas, notre pieux souverain ne saurait le comprendre.

Certes, au moment où il s'agit de faire refleurir la religion, la France serait bien édi-

_____

(4) Expressions du préambule de la Charte.

liée d'apprendre que son Roi a fait un acte re-
ligieux la veille , le lendemain ou le jour
même.... j'oserais , mais , je ne puis achever.

Sans nous arrêter à cette doctrine *du droit
divin* que sçavent apprécier, ceux qui veulent
remonter à l'origine de toutes les monarchies,
n'existe-t-il pas d'engagemens solemnels pris
avec la France même?

Dans la séance royale du 4 juin 1814, le
Roi a dit, en présence des anciens Sénateurs
et des membres de l'ancien Corps - legislatif
qu'il regardait lui même comme l'élite et les
représentans de la Nation :

« Sûrs de nos intentions , forts de notre
» conscience nous nous engageons devant l'as-
» semblée qui nous écoute à être fidèles à cette
» Charte constitutionnelle. »

Eh bien ! complaisans interprètes de la parole des Rois , pensez-vous qu'on puisse porter atteinte à la Charte sans offenser Dieu et
sans tromper les hommes?

Il est vrai qu'à une époque déplorable , on
conçut le projet d'y faire quelques changemens, mais aussi cette époque était celle des
déchiremens et des troubles, et l'orsque, dans
sa haute sagesse, le Roi voulut arrêter la faction aristocratique au milieu de ses fureurs ,
il déclara positivement *qu'aucun article de la*

Charte ne serait revisé. Or c'était ainsi que s'exprimait le Roi, à une époque, comme nous l'avons dit, de déchiremens et de troubles, à une époque où le pied de l'étranger pesait sur le sol de la France, déjà désolé par les espions et les bourreaux des ennemis de l'intérieur. Et depuis, lorsque la France paye sans murmure les impôts les plus enormes, malgré l'état presque nul de son commerce, lorsqu'elle n'oppose que le calme et la froide indifférence aux discours furibonds de missionnaires qui prêchent le mépris des lois au nom de la conscience, lorsqu'elle présente à l'admiration et même à l'envie de toute l'europe ses chefs-d'œuvre dans les arts, lors qu'on voit renaître les lettres (5) filles du repos et de la liberté, lorsque les lois trouvent partout une exécution facile, c'est dans cet état qu'on devrait s'efforcer de maintenir, que l'on vient, sous pretexte *d'une inquiétude vague*, proposer des changemens à notre Charte constitution-

_____

(5) Depuis moins d'un an, la scène tragique s'est enrichie de trois œuvres recommandables : Jeanne d'Arc qui déplait aux ultrà, les vêpres siciliennes qui déplaisent aux ministériels Louis IX, que tout le monde estime sans beaucoup l'admirer. M. Casimir de la Vigne, auteur des vêpres siciliennes, et qui parait destiné à être le poëte national de notre époque a de plus donné une comédie intitulée *les Comediens*, qui obtient en ce moment un succès mérité

nelle, à cette loi des élections qui n'en est que
le complément et qu'il faudrait faire si déjà
elle n'existait.

Mais on dit que *le temps est venu* de faire
des améliorations *dès long-temps projetées.*
Quoi, *le temps est venu*! Quoi! Parceque le peuple français se montre partout soumis et fidèle
le temps est venu ! La perte ou le changement
de nos lois les plus précieuses seraient le prix
de notre exactitude à payer des charges im-
menses , de notre soumission de notre fidélité !
A quelle conduite le maintien de ces lois était
il donc promis ? Est-ce parceque les troupes
étrangères n'occupent plus nos villes que *le
temps est venu*? Voudrait-on , par hasard nous
faire regretter l'époque où le temps *n'était pas
encore venu* ?

Ces changements , ajoute-t-on , étaient *depuis long-temps projetés.* Et par qui ? Ce n'e-
tait sans doute pas par le Roi lorsqu'il disait
au cinq septembre ; *aucun article de la Charte
ne sera revisé.* A coup sûr, si dans sa pré-
voyance que personne ne révoque en doute,
le Monarque eût entrevu la nécessité possible
de faire quelques changements dans un temps
plus opportun, au lieu de s'exprimer comme
il l'a fait, il eut dit que, *pour le moment* , aucun article de la Charte ne serait révisé. L'ex-

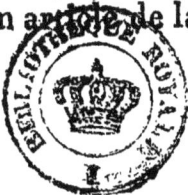

3

pression des Rois doit être claire ; on ne peut sans leur faire injure, supposer qu'ils aient le projet de tendre des pièges à la crédulité des peuples.

Le maintien du droit de pétition, comme de tous les droits consacrés par la Charte, tient tellement au maintien de la Charte elle même que je n'ai pû séparer l'un de l'autre. Et je prouverai qu'en rédigeant dans la Charte ce qui concerne le droit de pétition, le législateur n'a pû avoir en vue que les pétitions d'un intérêt politique et signées par un nombre illimité de citoyens ; je ne réclame qu'un peu de bonne foi de la part du plus incrédule.

Si le droit de pétition se restreignoit à des intérêts purement privés, il serait inutile de le professer sous un gouvernement constitutionnel, car il existe ce droit sous toutes espèce de gouvernement. Quel est l'état, même despotique, où un particulier ne puisse se plaindre au souverain du tort que lui aura fait une autorité quelconque ? Or ce qui est de droit naturel sous un gouvernement despostique ne peut manquer de l'être sous un gouvernement constitutionnel. Ce droit naturel n'avait besoin d'être reconnu par aucune loi ; il est donc clair que l'auteur de la Charte constitutionnelle a voulu donner à la france un droit nouveau, un droit inhérent

au gouvernement constitutionnel le droit qu'ont
tous les citoyens, sous cette forme de gouvernement, d'adresser aux chambres leurs représentations sur la manière dont la chose publique est administrée, de réclamer le maintien
et l'observation des lois, de signaler les abus et
d'en demander la répression, d'indiquer et de
solliciter les améliorations. Sans cela, il faudrait dire que le Roi, en proclamant dans la
Charte le droit de pétition, ne nous a véritablement rien donné, puisque le droit de se
plaindre d'un tort personnel existe aussi bien
à Constantinople qu'à Paris, et cette supposition serait inconvenante, pour ne rien dire de
plus.

Mais ce qui prouve surtout le droit incon-
testable qu'ont les citoyens de présenter aux
chambres, sur des intérêts politiques, des pétitions couvertes d'un aussi grand nombre de
signatures qu'on voudra le supposer, c'est
la précaution qu'a prise le législateur de dé-
fendre qu'il en soit présenté *en personne et à*
la barre. En effet, lorsqu'il rédigea la Charte,
le Roi faisait seul la loi ; il était donc le maître
d'apporter au droit de pétition toute autre restriction qu'il eût voulue. Fallait-il par exemple,
le réduire à l'expression d'un intérêt personnel,
en exclure tout intérêt politique, limiter à tel

nombre celui des signataires ? Le Roi , sur
tout cela , pouvait faire sa volonté. Tout cela
pourtant était présent à son esprit , n'est-il pas
clair qu'il résulte de son silence à cet égard
que toutes ces choses sont permises et que le
droit de pétition n'a pour limite que la dé=
fense d'en présenter *en personne et à la barre* ?
J'ai déjà dit le motif de cette restriction. Elle fut
faite dans l'intérêt de l'indépendance et de la di-
gnité des chambres. Elle fut faite pour écarter de
leurs barres une foule de citoyens qui , tout en
ne demandant et n'obtenant que des choses
justes , auraient pû sembler par leur nombre , en
imposer aux assemblées délibérantes , malheur
dont le soupçon ne doit pas même exister dans
un état réprésentatif. Mais au surplus , toutes
les pétitions , quel que soit leur objet , sont au-
torisées par cet article ; que dis-je ? Celles qui
touchent à un intérêt politique , celles qui
peuvent être adressées par un nombre indéfini
de citoyens , y sont tacitement prévues et en-
couragées. Car enfin , si l'on n'eût voulu permettre que des pétitions d'un intérêt personnel,
quelle raison aurait-on eue de défende d'en
présenter *en personne et à la barre* ? Certes ,
un citoyen qui , pour le redressement d'un
tort qui le regarderait , se serait présenté seul
à l'une des deux Chambres , n'eut pû , par sa

présence, gêner les délibérations, encore moins
mettre des entraves à la liberté des votes. Sa
présence, loin d'être nuisible eut pu être désirable, car il survient quelque fois dans les dis-
cussions des doutes pour l'éclaisissement des-
quels tout le zèle d'un Député bien intentionné
ne saurait pourtant suffire. Qui donc a fait interdire aux pétitionnaires la faculté de se présenter *en personne* ? C'est que le législateur
a sagement prévu que dans un gouvernement
constitutionnel, il se présenterait souvent des
questions d'un intérêt général, et qu'il n'a point
voulu refuser à un peuple éclairé d'y prendre
la part qui lui appartient naturellement ; il
n'a donc point défendu les pétitions politiques.
Mais, comme tout en voulant éviter les incon-
vénients que j'ai ci-dessus indiqués, il n'en
désirait pas moins connaître jusqu'à quel
point les pétitions présentées étaient l'expression de l'opinion publique, il n'a point limité
le nombre des signatures. Ainsi (pour me ser-
vir d'un exemple récent) si la Charte ne l'eût
défendu, les quatre cents communes qui ont
adressé à la Chambre des Députés des pétitions pour le maintien de la Charte et de la
loi des élections eussent pû envoyer près de
cette même chambre chacune un mandataire
chargé de leur recommander au nom de ses

concitoyens ces institutions si chères à la
France ; mais au milieu d'une assemblée dé-
libérante de deux cent vingt-neuf membres,
les recommandations de quatre cents mandataires quoique justes et naturelles eussent pû
avoir quelque chose d'impératif, cet inconvénient a été sagement évité ; mais au moyen des
pétitions signées par ceux qui les approu-
vaient, on sait que cent mille français indépendants par leur position sollicitent le maintien de la Charte et de la loi des élections.

Après avoir démontré, j'ose le dire, jusqu'à
l'évidence la sainteté et l'inviolabilité de la
charte par toutes les raisons qui lient les gouver-
nements envers Dieu et envers les peuples;
après avoir prouvé sans réplique que le droit
de pétition est établi par cette charte sans aucune distinction, et posé en principe qu'on ne
peut distinguer là où la loi ne distingue pas,
peut-être devrais-je m'arrêter et croire ma
tâche remplie. Mais l'acharnement de certains
hommes à l'égard du droit sacré de pétition est
si inconcevable, leur injustice dans les incon-
veniens qu'ils lui supposent est si révoltante,
les raisons qu'on a de craindre, pour lui sont
si plausibles au moment où le ministère, vain
d'une imperceptible majorité, semble avoir ré-
solu de renverser tout ce qui le gêne, que je

ne puis me dispenser d'examiner les reproches pitoyables que lui font ses détracteurs et d'indiquer ensuite tous les maux qui nous menacent, si jamais on ose l'anéantir.

Les ennemis de la liberté nourris, pour la plûpart, dans les intrigues des conspirations, ne peuvent croire que leurs adversaires suivent une marche plus franche et plus loyale; partout ils voyent des trames et à chaque instant, ils croient prendre des conjurés sur le fait.

Le peuple éclairé sur ses véritables intérêts, nomme-t-il des Députés? rejette-t-il les ultràs avec dédain? la faction, dans cette conduite toute naturelle ne voit que l'œuvre *d'un commité directeur*. Le peuple allarmé sur le sort de lois qui font sa sécurité, présente-t-il des pétitions pour en solliciter le maintien? La faction, dans ce concert unanime de milliers de citoyens ne voit encore que l'œuvre *d'un commité directeur*. Quelle bizarre idée, bien digne de ceux qui l'on conçue, que de supposer à une douzaine d'hommes le pouvoir immense de faire penser à leur gré l'élite d'une grande nation! qu'elle mesure ils donneraient du caractère, de l'esprit et du crédit de ces êtres imaginaires! mais aussi, comme cette idée est outrageante pour le peuple qu'après tout, les ultràs ont constamment fait profession de mépri-

ser et de haïr ! Non, quoiqu'en aient pû dire le
dépit et l'ambition trompée, il n'existe point de
commité directeur. A l'époque des élections,
il est arrivé ce qui est inévitable et même nécessaire dans un gouvernement réprésentatif.
chacun a recommandé ses amis à l'attention
des électeurs. Les libéraux n'ont eu qu'à faire
connaître les titres de quelques uns d'entr'eux
à la confiance publique, le simple exposé de
leurs services a suffi, et la chambre a été or-
née de généraux faits pour déployer à la tribune une fermeté honorablement éprouvée
dans les combats, de juris-consultes et de pu-
blicistes aussi recommandables par l'intégrité
de leur vie que par la solidité de leurs prin-
cipes et le charme de leur éloquence. Les journaux ultrà, de leur côté, ont fait tout ce qu'ils
pouvaient faire, mais qu'avaient-ils à offrir au
peuple qui fût digne de ses suffrages ? Ils n'ont
pourtant pas craint de présenter aux électeurs
de l'Isère et du Rhône deux hommes dont les
noms sont en exécration dans ces départements,
ils ont osé leur indiquer, pour Députés Donna-
dieu et Canuel, mais ont sçait comme ont
repondu le Rhône et l'Isère. Quant aux mi-
nisteriels, leurs basses manœuvres leurs intrigues de toute espèce sont assez connues; mais
les électeurs, presque partout voulaient des

Députés de la nation et non des agents du pouvoir, ce qui est bien criminel assurément.

Pour ce qui est des pétitions, la supposition
d'un commité directeur qui en enverroit des
modèles de Paris aux départements n'est plus
l'odieuse conception de gens qui ont passé leur
vie dans les manèges et les complots, c'est
seulement le rêve ridicule de quelques hommes
toujours furieux d'être toujours désapointés.
A les entendre le peuple ne peut parler ; comme
si la révolution n'eût pas dû leur apprendre ce
que le peuple sçait dire et faire. Pour moi, qui
ai l'honneur d'être citoyen d'une ville où le
trône constitutionnel est l'objet d'une espèce
de culte, pour la presque totalité de la population, pour moi qui me glorifie d'avoir été
son interprète, l'orsque la loi des élections fut
menacée pour la première fois, et qui me suis
empressé de me joindre dernièrement à ceux
qui ont réclamé la charte, je dois déclarer sur
l'honneur que jamais aucune invitation, encore
moins aucun modèle ne nous ont été envoyés·
Je dois ajoûter qu'en prenant la plume, je n'ai
fait que céder aux vives instances d'un grand
nombre de mes compatriotes, et qu'au moment même où j'ecris, sauf les fonctionnaires,
les employés qui tremblent pour leurs places,
et l'infiniment petit nombre d'ultrà, qui n'ont

osé paraître que dans le bon temps, ils sont tous disposés à signer ces pages. J'ai une habitude qui, quoiqu'on puisse la trouver peu sûre, ne m'a jamais trompé ; c'est de juger de ce qui se passe ailleurs par ce qui se passe où je suis et j'ai une trop bonne idée de l'esprit national pour croire qu'il ait falu le stimuler et même lui suggérer ce qu'il avait à dire dans une circonstance où l'on menaçait tout ce qu'il s'est accoutumé à regarder comme l'unique garantie de ses droits et de sa liberté.

Les ennemis des pétitions, pour prouver qu'elles partent toutes de la même source, leur ont fait un singulier réproche, qui prouve assez la faiblesse de leur raisons ; ils ont prétendu qu'elles se ressemblent toutes. Comme si l'unanimité du langage n'exprimait pas l'unanimité des vœux ! comme si l'on n'était pas forcé d'employer à-peu-près les mêmes idées, à-peu-près les mêmes mots pour demander les mêmes choses ! Je le demande ; comment dans tous les départements s'expriment les hommes qui ont faim ? Eh ! le ministère actuel ne nous a-t-il pas contraints à former des souhaits que par toute la France on rend dans les mêmes termes ? Sur quatre cents pétitions faites toutes sur le même objet, serait-il bien surprenant que quelques unes se ressemblassent par les idées, par le style et même par les expressions ?

Mais on prétend que ces pétitions occasionnent des rassemblemens et éveillent l'espri de sédition. Je demanderai d'abord un seul exemple à l'appui de cette assertion. Tout ce qui s'est passé jusqu'ici dépose contre elle.

Dans les communes trop rares, dont les maires sont restés citoyens, on dépose les pétitions à la mairie. Là chaque habitant a le droit d'en prendre connaissance et d'agir selon qu'elles lui conviennent ou non. Dans ce cas, des le premier jour ; elles sont couvertes des signatures de presque toute la population. Dans les autres endroits, un citoyen, cédant à l'invitation d'un certain nombre de ces compatriotes, se charge d'exprimer leur vœux ; la pétition reste chez lui ; le bruit se répand qu'une pétition est faite et tous ceux que leur fortune ou leur état rend indépendants, tous ceux qui n'ont rien à craindre ou à espérer de telle ou telle autorité de 1815 , viennent signer afin d'empêcher, s'il se peut, le retour de 1815. Souvent, le vieillard que les ans et les infirmités retiennent sur son lit de mort , demande qu'on lui apporte l'acte du vœu nationnal, il se le fait lire par son petit fils, le signe d'une main défaillante et meurt content d'avoir rempli son dernier devoir de citoyen , heu-

reux de mourir avant d'apprendre qu'une assemblée établie pour écouter ses réclamations
les a méconnues et rejettées. Voilà comme
partout se font les pétitions.

Un certain M. Josse de Beauvoir, qui trouve
beau sans doute , d'injurier le peuple abusé
qui l'a fait son mandataire , a dit que les pétitions se font sur la borne pour être colpor-
tées au cabaret. (6) Le ton qui règne dans
toutes dément assez le noble Député. Il n'en
est pas une qui ne vaille mieux que son discours et pour les sentimens et pour le style et
pour la décence. Il est peu de rédacteurs de
pétitions qui consentissent maintenant à changer leur plume et leur nom contre le nom et
la plume de M. Josse de Beauvoir.

On voit, au reste , que de quelque manière
qu'on rédige ces pétitions, elles ne donnent jamais lieu à des rassemblemens séditieux. Car
quand vingt ou trente individus se trouveraient
ensemble à la Mairie pour signer une pétition
on ne pourrait donner à cette rencontre le
nom de rassemblement. C'est la réunion for-
tuite d'individus qui viennent dans un même
lieu pour des affaires qui les coucernent per-

---

(6) Ne pourrait-on pas dire , avec plus de raison , que
certains discours ont été faits au cabaret.

sonnellement ; autant il en arrive lorsqu'on
délivre aux pensionnaires de l'état des man-
dats pour se faire payer.

Toutes les autres objections sont à-peu-près
aussi solides. Ainsi, on dit par exemple, qu'il
résulte assez du nombre des signatures que
les pétitions n'expriment point un vœu général. Je me flatte de démontrer le contraire, et
je prendrai encore pour terme de comparaison la ville que j'habite. Sa population est
d'environ huit mille âmes ; cent soixante - dix
personnes seulement ont signé la pétition qui
réclame le maintien de la Charte et de la loi
des élections. Examinons maintenant si ces
cent soixante-dix citoyens ne composent pas
dans la ville une véritable majorité. D'abord,
il faut retrancher les femmes qui, comme
partout ailleurs, forment au moins la moitié
de la population. Il faut encore en retrancher les enfans, les hommes qui ne sçavent
pas écrire, les mandians, les domestiques,
les manouvriers et autres gens de peine, qui,
sans cesser d'être nos égaux aux yeux de la
nature et de la loi, sont pourtant, par leur
position, privés jusqu'à certain point des droits
politiques. Cette épuration faite, on voit com-
bien se diminue le nombre de ceux qui peuvent
signer une pétition, il ne reste plus que les

personnes qui jouissent d'une fortune indépendante ou qui exercent une honnête industrie. N'oubliez pas que la Charte et la loi des élections sont maintenant menacées par le Ministère , que le Ministère dispose des places et qu'aucun homme *placé* ne peut impunément s'opposer au Ministère. Ainsi , de la classe de citoyens qui jouissent d'une fortune indépendante , ou qui exercent une honnête industrie, déduisez tous les hommes en place , depuis le Préfet jusqu'au garde - champêtre , depuis le Président jusqu'au recors , dépuis le Recéveur-Général jusqu'au porteur de contrainte, et vous serez étonnés de voir que sur une poputation de 8,000 âmes, 170 individus se soient unanimement déclarés contre des changemens indiscrets. Que dis-je ? Votre étonnement redoublera encore , lorsque vous songerez que parmi ces citoyens véritablement indépendants, quelques uns ont été retenus par les représentations de tel prêtre que la loi des élections est loin de contenter ; lorsque vous songerez que toutes les administrations sont composées comme en 1815 , et que les administrateurs les plus patriotes , ont essayé d'empêcher les pétitions, lorsque vous sçaurez enfin que la pétition n'ayant point été déposée dans un lieu public n'a été connue que d'un très-petit nombre de personnes. Ajoutez , si vous voulez , les quelques d'ultràs qui ne pouvaient décemment souiller semblable pétition de leurs signatures , et vous serez convaincus que cent soixante-dix hommes véritablement indépendants forment une majorité réelle dans une ville de 8,000 habitans. Peut on dire qu'ils dénaturent l'opinion puplique ? Ceux qui s'en mêlent s'y prennent bien autrement. Avant le 5 septembre 1816, lorsqu'un maire nommé à la recommandation des Députés de cette époque odieuse , faisait à leur retour de la capitale , donner des sérénades à ces hommes dont le peuple eût volontiers brisé les fenêtres , et que , le lendemain un journal aux gages de l'autorité annonçait que la ville avait témoigné ainsi sa satisfaction aux Députés qui avaient concouru à la confection des lois d'exception , c'était alors qu'on pouvait dire avec raison que l'opinion publique n'était point exprimée et que l'on mentait à la Nation. Et depuis , lorsque des Députés élus par les intriques de tel Préfet , le réclamaient auprès d'un Ministre qui voulait le changer , et demandaient sa conservation au nom d'un Département dont disaient-ils , il pouvait seul faire le bonheur , encore bien que ce Département fût révolté de ses exils et de ses emprisonnemens , pendant

la terreur de 1815 , c'était alors qu'on pouvait
dire que l'opinion publique avait des organes
infidèles. Mais lorsque , dans une petite ville ,
cent soixante - dix habitans aisés et indépendants , s'unissent pour réclamer le maintien
des lois établies , on peut dire avec assurance ;
l'opinion publique est là.

Mais , si les ennemis de la Charte et de notre
code électoral se croient vraiement les plus
nombreux , que ne font-ils aussi des pétitions
pour solliciter des changemens ? Je scais ce
qu'ils vont me répondre. Nous ne pouvons ,
diront-ils , employer le moyen des pétitions ,
puisque nous le regardons comme illégal. Pi-
toyable prétexte ! Il me semble voir Thersyte
dédaigner les armes d'Achille , parce qu'elles
étaient trop pésantes pour son débile bras. Tout
le monde convient , et je crois l'avoir démontré , que le droit de pétition est consacré
par la Charte , il ne peut donc être un moyen
illégal. Il y a mieux ; c'est que les ultrà ont
voulu essayer de ce moyen , mais après les dé-
marches les plus actives , ils ont reconnu que
leur pétition n'obtiendrait pas vingt signatures;
Eh! quel Français , en effet , encore digne de
ce nom , consentirait à signer un acte qui ten-
drait au renversement de cette Charte que
presque tous les français ont jurée.

On me dira peut-être : si les pétitions sont, comme vous le dites, l'expression de la majorité nationale, ne peuvent-elles pas être considérées comme une espèce d'empiétement sur l'inisiative des chambres ? La liberté de la presse ne suffit-elle pas pour éclairer les Députés sur les besoins de la Nation ? A cela je réponds que les pétitions ne sont point des propositions, que ce sont seulement d'humbles remontrances auxquelles les Chambres peuvent avoir tel égard qu'elles jugent convenable. Chacun de leurs membres, à la vérité, ne doit compte qu'à sa conscience de la manière dont il remplit son mandat ; il est juste, il est nécessaire qu'ils agissent avec la plus parfaite indépendance, mais il est très désirable qu'ils écoutent l'opinion publique, car on doit gouverner par elle et pour elle. Or, de toutes les manières de faire connaître l'opinion, il n'en est pas de plus sûre que les pétitions. La liberté de la presse est sans doute un grand bien ; la patrie reconnaissante honore l'écrivain courageux qui consacre sa plume à la défense de ses droits, mais si bon qu'il puisse être, un livre n'exprime jamais que la pensée de son auteur, tandis qu'une seule pétition peut présenter le vœu de plusieurs milliers de citoyens.

On craint que le droit de présenter sur des
matières politiques des pétitions couvertes de
plusieurs signatures , une fois reconnu , des
brouillons ne s'emparent de ce droit pour im-
portuner à chaque instant les chambres de leurs
projets criminels ou insensés. La bonne foi
avec laquelle j'ai promis de procéder dans cette
discussion ne me permet point de nier que cet
inconvénient ne puisse exister. Mais, hommes,
songez que toutes vos institutions , mêmes les
meilleures , se sentiront toujours de la faiblesse et de l'imperfection de l'homme. L'abus
n'est-il pas en tout à côté de l'usage ? Le mal
ne vient-il pas souvent de l'excès du bien ?
L'herbe des champs contient le suc répa-
rateur qui doit conserver votre vie , ne
renferme - t - elle pas quelque fois le poison
qui donne la mort ? Cependant , la faulx
dévastatrice épargne et laisse croître l'herbe
dont une science utile , réclame l'emploi mo-
déré. Le feu peut dévorer le monde , allez-
vous proscrire le feu ? Au reste , tenez pour
certain que les seuls ennemis du droit de pétition en présenteront d'inconvenantes , dans
l'espoir de le discréditer et de le perdre par
leurs excès.

Il me vient une idée dont la justesse, frap-
pera, j'en suis sûr, tous les hommes sans pas-

sion. Nous sommes jeunes encore pour le gouvernement constitutionnel ; ce serait un phé-
nomène que de le voir s'établir sans contradic-
tion chez un peuple qui fut tour-à-tour victime
ou du despotisme ou de l'anarchie. Le pouvoir
est jaloux de son autorité , le peuple est per-
sévérant à réclamer ses droits ; il ne faut donc
pas s'étonner de voir dans les premières an-
nées , se multiplier des pétitions qui sollicitent
des lois organiques. Mais quand nous les au-
rons obtenues , le droit de pétition existera,
sans qu'on en fasse usage. Si de temps à autre
les Chambres reçoivent quelque pétition indis-
crète , l'opinion publique elle même en aura
bientôt fait justice. Point de règle sans exception ; l'exception loin de détruire la règle , ne
fait que la confirmer.

Mais a-t-on fait , jusqu'à cette heure , un
grand usage des pétitions en matière de politique et de gouvernement ? Quant à moi je ne
connais que celles qui ont été faites pour le
maintien de lois adorées et pour le rappel
d'hommes que le Roi n'avait bannis qu'à regret.
Quelques unes , dit-on , sont écrites avec inso-
lence ; qu'on se hâte de les rejetter. Il n'y a que
les ennemis du droit de pétition qui puisse s'en
permettre l'abus. On a trouvé mauvais ce qui
n'est que très-naturel ; c'est que les élèves de

certaines écoles se soient avisés de faire aussi
des pétitions ; une jeunesse laborieuse , qui
étudie les lois de son pays , et qui , chaque
jour , apprend à les chérir davantage , ne doit
elle pas nécessairement s'intéresser au maintien
de ces lois ? Peut-on bien compter sur l'indifférence de ceux qui entrent dans la carrière ,
lorsque ceux qui en sortent se montrent si ac-
tifs , si vigilants ? Les sentimens généreux de
patriotisme et de liberté remplissent tous les
jeunes cœurs , il n'est donné à aucun gouvernement , quel qu'il soit , de lutter avec succès
contre cette disposition universelle de la géné-
ration qui s'avance ; tout ce que l'on peut faire ,
c'est de la seconder et de la diriger utilement.
Mais si l'on conçoit au contraire le projet dangereux et vain de la comprimer , si de tous les
moyens d'y parvenir le rejet des pétitions semble
le plus efficace , je vois tous les fléaux fondre à
la fois sur ma malheureuse patrie. Le retour
de 93 est impossible , ceux qui feignent de le
craindre sont de mauvaise foi ; celui de 1815
nous menace bien autrement ; son règne serait
violent , sans doute , mais il ne saurait être
que de courte durée. Le droit de pétition une
fois supprimé , qui pourra nous garantir le
maintien des autres droits ? bientôt la liberté de
la presse nous sera ravie, ou du moins n'exis-

tera plus qu'au bénéfice de la faction passagère-
ment dominante. Ces deux issues de la vérité
étant fermées, l'arbitraire reprendra son odieuse
tâche, un silence effrayant régnera sur la france
et la faction l'interprètera en faveur de son sys-
tème ; car tel est son esprit que, selon elle,
le silence du peuple est une adhésion et sa plainte
une révolte. Le mécontentement ne trouvant
plus de moyen légal pour s'exprimer, quelques
mouvemens inévitables seront pris pour le
symptôme de la sédition, les lois de circonstances réprendront leur empire, les prevôts,
ressaisiront leur glaive, le fatal tombereau par-
courera de rechef les campagnes consternées,
la terreur triomphera. Le peuple, las enfin d'un
joug intolérable, essayera peut-être de le briser
bientôt les partis seront en présence, et l'oligarchie convaincue de sa nullité ira de nouveau
mendier l'intervention des étrangers pour sou-
tenir avec leurs bayonnettes ce qu'elle ose ap-
peler le vœu de la France. Peut-être un odieux
démembrement..... Mais non la France indignée
combattant non plus pour un homme mais pour
la Charte, mais pour son Roi, la France retrou-
verait son ancienne énergie, la liberté enfante-
rait encore des héros, nos ennemis refoulés
jusques dans leurs provinces verraient le trône
constitutionnel briller d'un nouvel éclat, et la

faction encore une fois confondue se trouverait
alors trop heureuse de retrouver consacré dans
notre Charte le droit de pétition qui doit être
l'azile de tous. Mais pourquoi de nouveaux
triomphes et n'avons-nous pas assez de gloire ?
Pourquoi rouvrir la carrière des révolutions que
la Charte avait fermée ? Pourquoi, par des changemens coupables, offrir à la nation française
l'occasion de succès qui coûtent toujours trop de
sang et de larmes. Espérons, espérons plutôt que
la sagesse du Monarque démentira ces sinistres
présages; espérons que le Ciel le laissera assez long
temps à la terre pour remplir sa noble mission
et que la postérité dira de notre Roi : le malheur l'éprouva sans l'accabler ; il respecta la
loi jurée et ses sujets furent heureux.

P. S. Lorsque ma main traçait ces lignes,
un crime atroce n'avait pas encore répandu
sur la France l'étonnement et la douleur. Des
hommes qui profitent de tout pour calomnier
leur patrie imputent aux écrivains libéraux cet
horrible forfait ; le crêpe du deuil déguise mal
leur rage, un sinistre sourire se décèle au milieu de leurs pleurs et revèle de coupables espérances. Ah n'imputons à qui que ce soit le
le crime odieux d'un forcené ; croyons plutôt
que ce monstre n'a point de pareils ! mais si

l'on veut absolument s'en prendre aux doc-
trines, que nos accusateurs relisent leurs propres
pages. Certes je suis loin de vouloir établir aucune comparaison entre les personnes , mais
ceux qui voulaient décerner des statues aux
hommes qui à d'autres époques tentèrent d'as-
sassiner un autre homme, pourraient bien avoir,
à leur insçu , encouragé de nouveaux assassins ;
le livre de Judith était sans cesse entre les mains
de Jacques Clément.

Le Ministère n'est plus composé comme il
l'était au moment où je pris la plume ; celui
qui semble être en disgrâce devient par la même
un objet sacré pour moi. Je ne lui eusse point
offert mon encens durant sa puissance , mais
on lui doit justice dans son malheur. Si M. Decaze n'a pas fait tout le bien désirable, félicitons le , du moins , d'avoir empêché beaucoup
de mal ; ses erreurs même procèdent encore
d'un sentiment généreux : il voulu concilier ce
qui est inconciliable. Mais sa fidélité au Roi , sa
bienveillance pour les établissemens philan-
tropiques , la protection éclairée qu'il accordait
aux sciences et aux arts , tout garantit que , dans
des circonstances moins difficiles , M. Decaze
était digne d'être le Ministre d'un bon Roi et
capable de faire le bonheur d'un grand peuple.

Puisse le nouveau Ministère se pénétrer d'une

haute vérité ! C'est qu'il n'est possible de se tenir que dans la route constitutionnelle. Le Trône, oh ! le Trône avant tout ! mais avec lui la Charte et la Liberté !

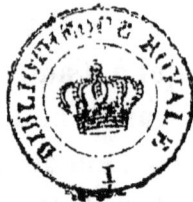

A Saint-Lo, de l'Imprimerie de MARAIS, Fils, An 1820. — 24 février.

www.ingramcontent.com/pod-product-compliance
Lightning Source LLC
Chambersburg PA
CBHW071441200326
41520CB00014B/3777